Dr Paul GUILLON

RÉSULTATS ÉLOIGNÉS DE

L'URÉTHROTOMIE INTERNE

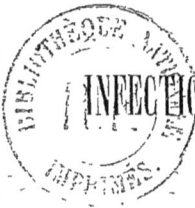

INFECTION VÉSICALE BLENNORRHAGIQUE PRÉCOCE

STRICTUROTOMES

*Communications faites à la cinquième session de l'Association française
d'Urologie, Paris 1901.*

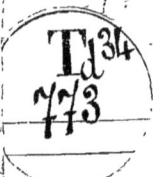

CLERMONT (OISE)
IMPRIMERIE DAIX FRÈRES
3, PLACE SAINT-ANDRÉ, 3

1902

RÉSULTATS ÉLOIGNÉS

DE

L'URÉTHROTOMIE INTERNE

PAR

Le Docteur Paul GUILLON

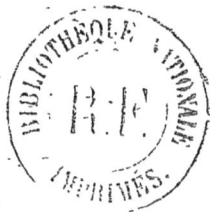

Le travail que j'apporte n'est pas le résultat de ma propre pratique, qui n'est pas encore suffisante pour que je me permette d'en parler. Mon expérience personnelle est tout autre puisque c'est le résultat de la pratique de mon maître, le docteur Desnos ; expérience que j'ai acquise depuis plus de six années qu'il a bien voulu m'accepter comme assistant à la clinique de la rue Malebranche. C'est là que j'ai puisé les éléments de mon étude sur les résultats éloignés de l'uréthrotomie interne.

Dans les dix dernières années, de janvier 1891 à décembre 1900, il a été fait à la clinique 288 uréthrotomies internes : uréthrotomies avec l'instrument de Maisonneuve seul ; uréthrotomies à sections multiples, soit d'emblée, soit dans une deuxième opération complémentaire : Il ne s'est pas produit un seul décès.

Le seul accident grave à enregistrer est, en février 1896, une uréthrorragie considérable à la suite de l'emploi de l'instrument de Maisonneuve ; la taille hypogastrique fut même nécessaire pour évacuer les caillots, mais le malade sortit guéri au bout de 28 jours. Comme autres complications, je signalerai encore dix cas d'accès de fièvre urineuse et autant d'hématuries un peu sérieuses ; mais, je le répète, sur 288 opérés, il n'y a pas eu de mort à noter et cependant le nombre des malades arrivant infectés a été

considérable. Cela n'a jamais empêché M. le docteur Desnos
d'opérer, car il considère, au contraire, que la fièvre est
une des indications les plus précises de l'uréthrotomie interne.

Je ne dirai pas néanmoins que sur 288 opérés, il y a 288
guérisons, car si l'on ne considérait que le résultat immé-
diat, la suppression rapide des symptômes fonctionnels, il
y aurait là une fausse sécurité, dangereuse pour l'avenir
des malades ; la guérison ne serait qu'apparente et la récidive se produirait fatalement. Tout autre est le but à atteindre : il faut obtenir une guérison réelle, durable ; il
faut viser au maintien permanent du calibre reconquis.

Les rapports présentés à la section de chirurgie urinaire
du 13ᵉ Congrès international de médecine et la discussion
qui les a suivis ont déjà bien mis au point la question du
traitement des rétrécissements. Il est établi que l'uréthrotomie n'est qu'un temps de la dilatation, seule efficace. Je
me contenterai de renvoyer aux savants rapports de MM.
Reginald Harrisson, Héresco, Albarran, aux communications de MM. Hamonic, Noguès, Janet ; tous sont d'accord
sur la nécessité de la dilatation, plus même que de l'uréthrotomie. Je n'insisterai pas sur les différentes indications
des divers procédés d'uréthrotomie interne ; M. Noguès (1)
a établi que la proportion des récidives est à peu près la
même pour tous les procédés opératoires.

Si les divers auteurs que je viens de citer ont peut-être
vu des résultats différents après l'uréthrotomie interne,
cela tient probablement à la manière dont ils procédaient
à la dilatation ; c'est, en effet, un fait reconnu aujourd'hui,
c'est là le point essentiel du traitement pour obtenir un
résultat durable.

J'arrive donc de suite à la façon dont le docteur Desnos
emploie la dilatation. Il est nécessaire de préciser le nombre,
l'étendue, la durée des séances, et de fixer le calibre auquel
on doit parvenir. En passant, je dirai que, systématiquement, M. Desnos emploie la sonde à demeure qu'il laisse
en moyenne deux jours ; régulièrement aussi après l'opération, on procède à un pansement occlusif du gland et de

(1) NOGUÈS. — Résultats éloignés de 132 uréthrotomies internes. —
XIIIᵉ Congrès International de Médecine, Paris, 1900.

la verge avec une compresse stérilisée. Les séances de dilatation, suivant la méthode classique, commencent 8 à 10 jours après l'opération ; elles se font toujours avec des instruments métalliques de Béniqué, elles ont lieu tous les deux jours et, toujours aussi, on se contente de la dilatation temporaire.

Le point vraiment intéressant et qui n'a peut-être pas toujours assez été mis en lumière est la limite jusqu'à laquelle on doit pousser la dilatation. M. Guiard a fort bien indiqué la remarquable efficacité de la méthode des hautes dilatations dans les cas difficiles et rebelles, il a recommandé la haute dilatation dans les cas d'exception ; M. Desnos la prescrit comme une règle. On a dit dans cette enceinte (Guiard 1899) que la limite classique de la dilatation était atteinte avec les numéros 22 ou 23 de la filière Charrière. « Elle suffit le plus ordinairement pour supprimer les « troubles fonctionnels et assurer ensuite une assez longue « durée des bénéfices obtenus..... Mais il y a des cas où « cette limite est insuffisante, alors la méthode des hautes « dilatations offre une ressource précieuse, dont l'excellence, « ignorée par le plus grand nombre, mérite d'être mise en « relief et vulgarisée » (1).

Quant à nous, nous nous sommes toujours bien trouvé d'avoir, dans tous les cas et systématiquement, poussé la dilatation jusqu'aux plus extrêmes limites ; c'est ainsi qu'on assurera le maintien de la guérison. M. Desnos écrivait encore dernièrement : « Il faut pousser très loin la dilatation; « c'est par les sensations perçues que le chirurgien réglera « son action ; jamais il ne faudra employer de force et « l'instrument devra glisser doucement sur la muqueuse. « Lorsqu'on arrive aux limites de la dilatabilité, l'instru- « ment est enserré de toutes parts, et il est souvent nécessaire « d'appuyer un peu pour le faire progresser, mais on s'ar- « rêtera si la résistance est trop grande, l'introduction sera « d'ailleurs d'autant plus lente que le numéro de la sonde « sera plus élevé. Très souvent on est gêné par l'étroi- « tesse congénitale du méat qu'on agrandit par un simple

(1) GUIARD. — Remarquable efficacité de la méthode des hautes dilatations dans les rétrécissements difficiles et rebelles. *Association française d'urologie*, Paris, 1899.

« débridement de sa commissure inférieure ; dans ces
« conditions, il est rare qu'on ne puisse pas dépasser
« le n° 25 Charrière et, ordinairement, on atteint le n°
« 30 » (1).

Lorsque nous disons hautes dilatations, nous ne vou-
lons pas fixer d'avance un numéro déterminé. Pour certains urèthres, les hautes dilatations pourront être obtenues
avec des bougies Béniqué n° 50 ou 55, tandis que, pour
d'autres cas, il sera nécessaire de pousser la dilatation jusqu'au n°s 60, 62 et même 64. Le but à atteindre est de
faire disparaître les saillies, les inégalités du canal ; mais
comment peut-on savoir qu'on est arrivé à ce résultat ?
« Il est impossible de fixer des chiffres qui permettent d'af-
« firmer que le traitement est terminé. De grandes varia-
« tions existent en effet dans le calibre des urèthres, suivant
« les individus ; aussi doit-on chercher un autre guide
« pour se rapprocher de l'état normal. Or, l'urèthre physio-
« logique permet un glissement régulier d'une bougie
« exploratrice du méat à la région bulbaire, très doux, ou
« tout au moins sans donner lieu à un ressaut plus ou
« moins brusque, tel qu'en fait ressentir un rétrécissement.
« Les ressauts peuvent persister dans tous les urèthres ré-
« trécis, quel que soit le degré de dilatation auquel on les
« ait conduits ; tant qu'on en constate, la guérison n'est pas
« obtenue et la récidive se produira sûrement à bref délai.
« Au contraire, même dans les urèthres qui n'ont subi
« qu'une dilatation moyenne, si l'on ne constate aucun
« obstacle, aucune bride, ces urèthres ont la plus grande
« chance de rester dilatés. J'observe des malades de ce
« genre qui ont conservé leur calibre reconquis depuis
« plus de dix années » (2).

Donc, la haute dilatation a été appliquée *toujours*, et
non seulement dans des cas d'exception. Le calibre des
instruments employés a été, systématiquement, le plus
volumineux possible. On ne s'est pas contenté d'employer
« des instruments de plusieurs numéros supérieurs à ce-

(1) E. DESNOS. — Pronostic des rétrécissements de l'urèthre. *Bulletin médical*, 16 octobre 1901.
(2) E. DESNOS. — *IVe Session de l'Assoc. franç. d'Urologie*, Paris, 1900 (p. 210).

« lui qui a fait disparaître les troubles fonctionnels »
(Guiard).

Nous avons dit aussi que M. Desnos recommandait toujours la dilatation temporaire : « L'action est la même,
« que la dilatation soit permanente ou temporaire. Dans
« cette dernière même, ce n'est pas au moment du pas-
« sage que se produit la dilatation, mais dans l'intervalle
« de deux séances. Il arrive souvent que, quelques jours
« après l'introduction d'une bougie du numéro 14, par
« exemple, un instrument du numéro 16 ou 17 passe sans
« rencontrer d'obstacle. L'action dynamique est donc
« ici très faible. On pourrait appeler ce cathétérisme mo-
« dificateur, mieux peut-être que dilatateur » (1). Nous
croyons que le vieux procédé qu'employaient nos pères et
nos grands-pères, en laissant une bougie à demeure pendant quelques temps, à chaque séance, procédé qu'on a
récemment proposé de nouveau, doit être abandonné. Il
serait peut-être plus efficace dans les infiltrations que dans
les rétrécissements vraiment durs.

La dilatation sera donc temporaire ; elle sera toujours
poussée aux plus hautes limites possibles ; mais pour obtenir un résultat définitif, il ne faudra pas négliger une pré-
caution absolument nécessaire. Je veux parler du contrôle
du canal fait avec un explorateur à talon, avant, pendant
et après la dilatation. Il faut *vérifier un canal après la dilatation* par les Beniqué *comme on vérifie une vessie
après la lithotritie* ; c'est le vrai moyen de prévenir les
récidives.

Il est, en effet, toute une catégorie de rétrécissements
décrits depuis longtemps, admis généralement aujourd'hui
par tous les auteurs et qui ont été bien étudiés récemment
par un des chefs de clinique de M. le docteur Desnos, le
docteur Granel, dans sa thèse (1900). Il s'agit des rétrécissements larges, dits élastiques, dans lesquels un instrument volumineux passe avec une grande facilité sans
produire vraisemblablement de dilatation puisque, immédiatement après le passage d'un Beniqué n° 62, par
exemple, un explorateur à boule n° 20 accroche et donne

(1) E. DESNOS. — *Traité élémentaire des maladies des voies urinaires*,
2ᵉ édit., Paris, 1898 (p. 180).

un ressaut notable comme avant la séance de dilatation. Souvent les brides ne sont pas annulaires et n'intéressent qu'une des parois. « Tout un segment de l'urèthre faisant « face au tissu pathologique est donc constitué par des « tissus sains. Nous nous sommes demandé si, lorsque le « rétrécissement est très large, nettement localisé sur une « seule paroi, ce n'était pas la partie de muqueuse saine « qui, au moment de la dilatation, céderait seule devant « le cathéter en mettant en jeu sa dilatabilité, le tissu de « sclérose restant presque inactif.... Cette hypothèse est « fort vraisemblable ; s'il en était ainsi, on s'expliquerait « plus facilement les nombreux échecs de la dilatation dans « les cas de rétrécissements larges, échecs plus fréquents « que dans les coarctations serrées. On éviterait en outre « une perte de temps dans le traitement, car on écarterait « d'emblée la dilatation pour recourir à l'uréthroto- « mie » (1).

On ne devra donc pas se contenter de voir un gros Beniqué passer facilement, il faudra toujours quand même réexplorer l'urèthre et surtout ne pas employer à cet effet la bougie, mais bien les explorateurs à boule ou à talon ; la vérification du canal est absolument indispensable.

Sur les 288 malades opérés à la clinique en dix ans, plus de 150 ont été revus et la plupart ont été suivis régulièrement. C'est en compulsant leurs observations que j'ai pu établir ce travail et, sans entrer dans des détails de statistique qui seraient fastidieux, je peux dire que nous avons constaté presque des lois qui pouvaient nous faire prévoir si une guérison serait durable ou si le malade perdrait le bénéfice de l'intervention.

Chez tous les malades insuffisamment dilatés, dont le canal n'avait pas été vérifié, ou qui n'acceptaient pas l'uréthrotomie complémentaire nécessaire, il y a eu récidive. Il en a été de même pour les malades même suffisamment dilatés immédiatement après l'opération, mais qui avaient laissé passer un trop grand laps de temps en négligeant de venir faire, à espaces réguliers, entretenir le calibre de

(1) A. GRANEL. — Rétrécissements larges et uréthrites chroniques. *Th. Paris*, 1900.

leur canal par la dilatation. Cependant, nous avons presque toujours constaté qu'un canal uréthrotomisé, malgré la négligence ultérieure du malade, restait plus facilement dilatable, même à une époque relativement éloignée.

Au contraire, pour le plus grand nombre des 150 malades que nous avons revus, la guérison a été durable et, même après dix ans, on a pu constater chez eux le maintien permanent du calibre reconquis. Dans les observations de tous ceux-là nous avons noté qu'on avait suivi régulièrement la méthode thérapeutique que nous venons d'exposer.

« L'opinion trop absolue d'après laquelle un rétrécisse- « ment récidive toujours répondait à la réalité des résultats « obtenus autrefois ; les traitements appliqués étaient, en « effet, le plus souvent excellents, mais incomplètement « poursuivis et leur insuffisance est aujourd'hui reconnue.» (Desnos) Il est actuellement nombre d'urèthres qui restent dilatés. Il importe de voir ce qu'ils sont et quel traitement leur a été appliqué. C'est ce que nous avons voulu faire dans notre travail. En examinant ce qui se passe sur les malades uréthrotomisés depuis dix ans à la clinique du docteur Desnos, nous arrivons aux conclusions suivantes :

Avec des dilatations insuffisamment poussées et surtout non suivies de l'exploration du canal avec un explorateur *à talon*, on risque souvent de laisser passer inaperçus les rétrécissements larges élastiques ; en s'expose toujours à voir des récidives plus ou moins rapides.

Si la dilatation est poussée assez loin ; si à une époque suffisamment rapprochée (deux ou trois mois d'abord), on réexamine le canal soigneusement avec un explorateur ; si, en espaçant les explorations de 2, 3, 4, 6 mois, on revoit son malade pendant 18 mois au moins et que l'on constate : 1° que le calibre se maintient ; 2° qu'il n'y a pas d'inégalités, de ressaut brusque, d'induration des parois, mais au contraire cette régularité et cette souplesse particulières du canal, bien décrites pour le cathétérisme de l'urèthre physiologique ; si toutes ces conditions sont réunies, alors, mais alors seulement, il y a chance que la guérison soit durable.

L'*uréthrotomie interne* est aujourd'hui une *opération*

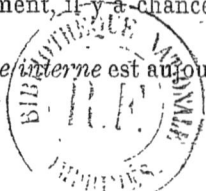

inoffensive. Elle a été autrefois, il y a 50 ans, une opération très meurtrière, aussi porte-t-elle encore le poids de ses méfaits du début. La *dilatation* est le *complément indispensable* de l'uréthrotomie. Après l'opération de Maisonneuve, en attendant 8 à 10 jours, on peut la pousser rapidement ; on doit aller *jusqu'aux plus hautes limites possibles*. L'uréthrotomie complémentaire à sections multiples doit être faite lorsqu'après une uréthrotomie d'avant en arrière, la dilatation n'est pas suffisante ou que, dans la dilatation, on a des contre-indications (rétrécissements élastiques, etc.). En tout cas, les uréthrotomies sont un temps dans la dilatation plus qu'une opération. Il faut après la dilatation faire une *vérification du canal*, comme on le fait pour la vessie après la lithotritie.

Je terminerai en vous demandant si l'on ne pourrait essayer de résumer la formule du traitement des rétrécissements comme l'a fait le professeur Fournier pour la syphilis en prescrivant le traitement chronique intermittent, ou méthode des traitements successifs ; et je dirai en l'imitant :

Le *traitement de fond* doit être la *dilatation*. Elle sera *longue, intermittente, donnée toujours à doses thérapeutiques* : (doucement conduite, suffisamment prolongée et toujours suivie d'une vérification du canal) ; enfin, la dilatation sera *très énergique au début*, c'est-à-dire poussée le plus haut possible après l'uréthrotomie interne.

INFECTION VÉSICALE BLENNORRHAGIQUE PRÉCOCE

PAR

Le Docteur Paul GUILLON

L'observation que j'apporte m'a paru être assez intéressante pour mériter d'être signalée au Congrès, les symptômes atypiques auraient pu facilement fausser le diagnostic.

Il s'agit d'un malade de 34 ans que j'ai vu le 13 mai 1901, se plaignant d'uriner du sang depuis 3 jours. Il ne s'en inquiétait pas du reste, puisqu'il ne ressentait aucune douleur.

Treize ans auparavant, il avait eu une première blennorrhagie qui avait duré 8 mois et avait été incomplètement guérie.

Depuis, presque constamment, il avait noté par intermittences de l'humidité du canal. Il y a dix ans, il s'était produit une série de poussées de quelques jours qui avaient guéri rapidement, du moins en apparence. Depuis plusieurs années, les urines étaient toujours chargées, laissant souvent un dépôt rouge-brique et le malade a remarqué que souvent ses urines étaient troubles, floconneuses en masse, sans s'éclaircir par le repos. Il y a 3 ans, peut-être à la suite d'une légère recrudescence du suintement, une légère hématurie terminale avait duré un ou deux jours et avait disparu seule. L'état général est excellent ; légère obésité commençante, pas d'amaigrissement récent, jamais aucun symptôme de locomotion.

Il y a trois jours, à la suite d'excès, qui lui étaient du reste coutumiers, il remarque un très léger suintement, sans douleur aucune ; *en même temps*, il constate l'apparition de sang à la fin de la miction : quelques gouttes de sang pur, dit-il, venant chaque fois, jour et nuit, et sans qu'à aucune heure de la journée, il y ait une différence quelconque de quantité ou d'aspect. Le suintement a augmenté légèrement et, depuis trois jours, avec plus ou moins d'intensité, les hématuries ont été persistantes après chaque miction et toujours absolument indolores ; le malade accuse une très légère fréquence, mais non nocturne ; le besoin est peut-être un peu plus impérieux qu'à l'état normal. Il se décide à venir me consulter, plus ennuyé des taches de sang sur son linge qu'effrayé par ses hématuries qui ne le gênent pas.

Examen. — Légère goutte crémeuse au méat, recueillie plutôt par habitude pour être examinée ultérieurement.

Urines. — Très troubles ; 1er verre : troubles avec gros flocons, 2ᵉ verre : troubles en masse avec une teinte rouge, 3ᵉ verre : pus et sang pur vermeil, 40 *grammes*. La miction opérée devant moi est absolument indolore, pendant et après l'émission ; pas de dernières contractions douloureuses.

Reins. — Sensibles légèrement à la palpation, surtout le gauche.

Prostate. — Normale. Bas-fond vésical légèrement sensible au toucher rectal.

Vésicules. — Un peu grosses, mais sans rien de spécial. Les deux *épididymes* sont gros, flexueux, sans bosselures nettes. Le *testicule* gauche est très légèrement sensible.

J'étais assez perplexe et j'avoue que je ne partageais pas la parfaite sérénité du malade qui ne croyait pas qu'il pût y avoir rien de gravement inquiétant dans son cas, malgré la quantité de sang urinée chaque fois (30 à 40 grammes, ce qu'il appelait quelques gouttes). La forme atypique de l'hématurie m'embarrassait et je me demandais si je ne me trouvais pas en face d'un néoplasme ou plutôt d'une tuberculose vésicale. J'avais recueilli du pus et de l'urine pour, après centrifugation, faire la recherche du bacille de Koch. Je prescrivis un traitement d'attente : urotropine, gouttes d'hamamélis et d'hydrastis.

Quelle n'est pas ma surprise, en faisant une heure après, à la clinique, par habitude et par acquit de conscience, l'examen de la sécrétion du méat, de constater d'innombrables colonies de gonocoques, intra et extra-cellulaires, sans autres microorganismes.

Le lendemain, 14 mai, état stationnaire. L'écoulement n'a pas augmenté, le sang terminal est aussi abondant et n'a pas cessé à chaque miction, toujours sans douleur. Après lavage préalable du canal antérieur, je fais une instillation vésicale de protargol à 10 %. Du pus repris vésical examiné de nouveau avec toutes les précautions nécessaires fourmille encore de gonocoques.

Le 15 mai, deuxième instillation. Je prescris des lavages de l'urèthre antérieur avec une solution de permanganate de potasse à 1/4000 pratiqués à canal ouvert avec une poire en caoutchouc.

Jusqu'au matin du 17 mai, pendant 6 jours consécutifs, il n'y a pas eu de différence dans l'hématurie et jamais de douleur. Pour la première fois, l'urine émise devant moi change d'aspect. Le 3ᵉ verre seul contient à peine quelques gouttes de sang terminal. 3ᵉ instillation de protargol à 10 %.

18 mai. — Il y a encore quelques gouttes de sang terminal. A l'examen du pus, on trouve toujours des gonocoques, mais moins nombreux et dégénérés, 4ᵉ instillation. — Les urines sont

troubles avec de nombreux filaments lourds. — A 11 heures du soir, disparition définitive du sang.

21 mai. — Urines claires. Au 1er verre : nombreux filaments lourds, floconneux ; au 2e verre : *rien* ; 5e instillation vésicale de protargol. Pendant 15 jours, le malade continue uniquement ses lavages du canal antérieur.

Je le revois le 4 juin : plus de suintement réel. A l'expression, j'obtiens difficilement une très fine gouttelette séreuse. A l'examen, pas de gonocoques, pas de diplocoques, mais des leucocytes et des cellules épithéliales plates paraissant contenir quelques cocci : encore quelques filaments au 1er verre, mais flottants ; *rien au 2e verre.*

6 juin. — Filaments urinaires légers. L'exploration du canal décèle un rétrécissement large n° 20 ; instillation de protargol à 7 %.

8 juin. — Moins de filaments. Le malade part pour la Russie. Je lui conseille le traitement de Neisser : injections copieuses de protargol à maintenir longtemps au contact de la muqueuse. L'uréthrite a évolué normalement et à la fin du mois, le malade était complètement guéri malgré son rétrécissement large, dont il s'occupera plus tard, dit-il. Je l'ai revu souvent depuis, la guérison s'est maintenue.

Si j'ai insisté si longuement sur cette observation, c'est uniquement à cause de la forme anormale et précoce de l'hématurie gonococcique. Je ne crois pas pouvoir employer le mot de cystite blennorrhagique, puisque la douleur et la fréquence ont fait totalement défaut. En tout cas, quoique le début ait été anormal, le traitement classique que j'ai employé a très rapidement, après 4 instillations vésicales de protargol en 6 jours, fait cesser les symptômes de cette infection vésicale précoce.

Je ne m'étendrai pas ici sur l'étiologie de cette infection vésicale ; on sait que l'infection d'origine uréthrale peut être exceptionnellement spontanée à l'état pathologique ; elle est presque toujours provoquée par l'intervention instrumentale. Ici ce n'est pas le cas, il n'y a pas de traitement local à incriminer ; il est vrai que l'état du canal avant l'infection dernière était déjà très douteux, peut-être faut-il voir là un cas de gonococcisme latent.

Je n'insisterai pas non plus sur la présence du seul gonocoque dans ce cas d'infection. MM. Albarran, Hallé et Legrain, dans leur rapport sur les infections vésicales à l'Association française d'urologie, parlant du gonocoque de Neisser, disaient :

« C'est le dernier organisme qui puisse figurer parmi « les agents principaux des infections vésicales. »

Krogius, Melchior, Barlow, Bastianelli, Rovsing, cités par les rapporteurs, n'ont publié que 10 cas de cystites à gonocoques. « Ce chiffre de 10 cystites à gonocoques ne « donne pas, croyons-nous, une idée exacte de la fréquence « de cet agent d'infection vésicale. Notre expérience per- « sonnelle, les publications récentes de Verthein et de « Lindolm nous font penser que la cystite blennorrhagi- « que, trop longtemps attribuée au seul microbe des in- « fections secondaires, relève assez souvent de l'action du « seul gonocoque de Neisser » (1).

Depuis, Hamonic (2) l'a rencontré 5 fois. D'autres cas ont été certainement signalés pendant ces dernières années entre autres dans la thèse de Labroy (3). Je rappellerai aussi les observations publiées par Aubert (4) (de Lyon), qui a constaté que, dans la blennorrhagie, l'on pouvait avoir une sécrétion purulente déjà établie dans l'urèthre postérieur et dans la vessie, sans qu'aucun symptôme notable tiré de la douleur ou de la fréquence des mictions ait pu faire soupçonner l'invasion des régions profondes.

Heller a publié récemment une observation de cystite blennorrhagique à gonocoques à l'exclusion d'autres bactéries ; l'hématurie très abondante disparaissait sous l'influence du repos au lit, mais revenait chaque fois que le malade se levait et se fatiguait. Dans l'idée qu'il s'agissait d'une ulcération gonococcique de la vessie, on fit la cystotomie et le grattage de la paroi postérieure de la vessie. Les hématuries disparurent et le malade guérit (5).

Je ne chercherai pas à rappeler tous les cas analogues publiés dans la littérature médicale ; malgré leur rareté,

(1) ALBARRAN, HALLÉ et LEGRAIN. — Des infections vésicales. (Rapport présenté à la 3e session de l'Association française d'Urologie, 1898.)

(2) HAMONIC. — Compte-rendu de la 3e session de l'Ass. f. d'Urologie, 1898, p. 181.

(3) LABROY. — De la rétention dans les cystites, Th. de Paris, 1900.

(4) AUBERT. — Sur l'état latent du début de la cystite blennorrhagique, Lyon médical, 1884.

(5) HELLER. — Arch. für Dermatol. u. Syph., 1901 (volume 56, page 219).

on en trouverait un assez grand nombre. J'ai cru intéressant d'en apporter un de plus qui présente certaines particularités atypiques. C'est un cas d'infection précoce, spontanée, d'origine uréthrale, par le seul gonocoque. Je le soumets à mes collègues qui ont pris part à la discussion de la première session de l'Association française d'urologie en 1896, sur le traitement dit abortif de la blennorrhagie. Je me garderai bien d'émettre mon opinion à ce sujet. Je constate simplement : d'abord les résultats thérapeutiques rapides des instillations argentiques, uniquement intra-vésicales, puis, malgré cette infection précoce profonde, indéniable, je signale la guérison obtenue ensuite définitivement par les seuls lavages ou injections du canal antérieur.

STRICTUROTOMES

PAR

Le Docteur Paul GUILLON

J'ai l'honneur de vous présenter deux instruments destinés à pratiquer ce que l'on appelle aujourd'hui les uréthrotomies complémentaires, ou à sections multiples, et, dans lesquelles les rétrécissements sont incisés d'arrière en avant.

Ce procédé a été longtemps le seul employé, et l'on se souvient encore du moins de l'uréthrotome de Civiale, et même de celui de Ricord, qui lui est antérieur. Puis, depuis 1855, l'instrument de Maisonneuve, agissant d'avant en arrière, par une incision unique et sur la paroi supérieure, fut à peu près le seul en faveur ; avec quelques très légères modifications de détail, c'est encore aujourd'hui l'instrument classique.

Néanmoins les incisions d'arrière en avant devaient être remises en usage et retrouver des indications, au moins dans certains cas particuliers (rétrécissements larges) ; je citerai les différents instruments d'Horteloup, de Trélat, et plus récemment ceux d'Albarran et de Desnos.

Ceux que j'apporte aujourd'hui sont très analogues. Le premier a surtout un intérêt historique (fig. A) ; c'est *le premier en date* (1831) ; voilà pourquoi j'ai cru intéressant d'exhumer cette création de mon grand'père Gabriel Guillon (1).

Le modèle que je viens de faire construire, 70 ans après, par M. Collin, n'en diffère que fort peu (fig. B). C'est tou-

(1) Voir *Gazette des hôpitaux*, 21 mai 1831 (Procès-verbal de la Société de médecine pratique, séance du 7 avril, présidence de M. le baron Dubois) : « M. Guillon fait voir l'urétrotome dont il avait entretenu la Société dans une séance précédente..... »

jours une canule droite présentant une fissure longitudi-
nale dans laquelle glisse une tige ou mandrin, terminé,
sans articulation, par une lame tranchante, dont la saillie est provoquée, à l'extrémité de sa course, par un plan
incliné occupant le fond de la rainure. J'ai remplacé les
deux lames parallèles par une seule, toujours rigoureuse-
ment maintenue latéralement par les parois de la fente
qui lui donne passage.

Le relief de la lame est réglé avec précision, à l'extrémité manuelle de l'instrument, par un volant actionnant
une vis à pas très allongé, de sorte qu'un seul tour du vo-

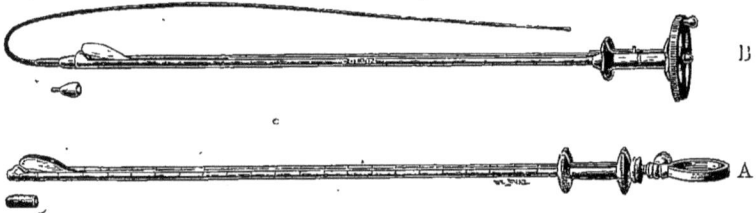

lant, qui est gradué, correspond à la saillie complète de la
lame.

La technique est celle aujourd'hui classique de tous les
instruments analogues. L'éperon latéral mousse qui permet une saillie plus considérable de la lame, sert auparavant
à diagnostiquer avec précision la paroi rétrécie, dans
les cas de strictures qui n'intéressent qu'un segment de
l'urèthre.

Les avantages que cet instrument peut présenter sont
surtout l'absence d'articulation de la lame, et sa grande
fixité qui empêche les oscillations latérales.

Je me permettrai de ne pas employer l'expression d'uréthrotome, et je conserverai le nom de stricturotome (1),
pour un instrument qui doit sectionner uniquement les
rétrécissements, et nullement les parois de l'urèthre;
voilà pourquoi j'ai cru intéressant de reprendre un vieux
nom en même temps qu'un vieil instrument.

(1) Cf. Alfred GUILLON. — Des rétrécissements du canal de l'urèthre et de leur traitement, par la stricturotomie intra-urétrale
d'arrière en avant. *Th. de Paris*, 1861.

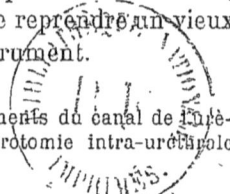

CLERMONT (OISE). — IMPRIMERIE DAIX FRÈRES, 3, PLACE SAINT-ANDRÉ.

www.ingramcontent.com/pod-product-compliance
Lightning Source LLC
Chambersburg PA
CBHW050458210326
41520CB00019B/6269